GUIDE

DES

MALADIES DE L'ESTOMAC

A Vichy et chez soi

ENSEIGNEMENT RÉSUMÉ

DE LA

NOUVELLE MÉDECINE BIOSCOPIQUE

Indiquant le

Diagnostic de l'état général du Malade

PAR

Le Docteur COLLONGUES

Médecin résidant à Vichy

Ex-Interne Lauréat des hôpitaux de Toulouse

Ex-Médecin-Praticien de Passy-Paris

Lauréat de la Faculté de Paris pour l'invention du Pneumonoscope.

—

1894

—

CUSSET. — IMP. ARLOING ET BOUCHET.

AVERTISSEMENT

Enseignement résumé de la nouvelle médecine bioscopique indiquant le diagnostic de l'état général du malade.

Je lutte et je lutterai. Mais il faut bien se rendre à l'évidence. Je ne me fais pas illusion sur le succès de mes travaux pendant ma vie. Un célèbre père jésuite que j'ai soigné à Vichy, en 1875, et qui a très bien compris mes deux découvertes médicales, m'a prédit que je ne verrai pas l'adoption de mes doctrines et de mon école.

Voici le résumé de mes deux découvertes :

1° La **Dynamoscopie** ou étude de la **Bioscopie** par la gamme des sons au bout des deux index comparativement. Cette étude fait connaître l'intensité plus ou moins différente des deux courants nerveux cérébro-spinaux entre-croisés. L'acuité ou la gravité des sons digitaux traduisent le plus ou moins d'intensité des vibrations musculaires. Or, ces vibrations sont sous la dépendance constante des courants nerveux qui les animent. J'ai fouillé ainsi les lois de la vie nerveuse cérébro-spinale, vie du mouvement, de la sensibilité, des sens, de l'intelligence (voir mon *Traité de Dynamoscopie* publié en 1862, maison Asselin, Paris).

2° La **Dermoscopie** ou étude de la **Bioscopie** par les quantités de sécrétion cutanée relative des deux mains chaudes. Qui dit quantités sudoripares, dit travail des glandes qui le produisent ; qui dit travail glandulaire, dit intensité plus ou moins grande des courants nerveux bilatéraux qui les animent. (1) (Courant nerveux du grand sympathique, de la vie de nutrition, de désassimilation). J'ai donc étudié les lois des nerfs organiques par des formules mathématiques tout à fait exactes. Cette dernière étude est la plus importante au point de vue de la médecine nouvelle, parce qu'elle fait connaître le *diagnostic de l'état général du malade.* Elle sert aussi de fondement à une nouvelle thérapeutique en indiquant l'application des remèdes selon le tempérament et la constitution bioscopique.

Voici les formules du diagnostic de l'état général.

Il y en a cinq. La 1re est celle des équilibrés. Elle est fort rare et sans indication.

Les 2me et 3me désignent les faibles gauches en même temps forts droits.

1° Les stables. 2° Les instables.

Les 4me et 5me désignent les forts gauches en même temps faibles droits.

1° Les stables. 2° Les instables.

---

(1) Les courants nerveux de la vie organique ne sont pas entrecroisés.

Exemple :

Diagnostic classique de l'état local : **Dyspepsie.**

Diagnostic bioscopique de l'état général avec quatre classes de dyspepsie.

2me formule : Dyspepsie gastrique, faible gauche stable.
3me — : Dyspepsie gastralgie, faible gauche instable.
4me — : Dyspepsie hépatique, faible droit stable.
5me — : Dyspepsie hépatalgie, faible droit instable.

Autre exemple :

Diagnostic classique de l'état local : **Hépatite.**

Diagnostic bioscopique de l'état général avec quatre classes d'hépatite.

2me formule : Hépatite du lobe gauche, faible gauche stable.
3me — : Hépatalgie du lobe gauche, faible gauche instable.
4me — : Hépatite du lobe droit, faible droit stable.
5me — : Hépatalgie du lobe droit, faible droit instable.

Autre exemple :

Diagnostic classique de l'état local : **Néphrite.**

Diagnostic bioscopique de l'état général avec quatre classes de néphrite.

2me formule : Néphrite du rein gauche, faible gauche stable.
3me — : Néphralgie du rein gauche, faible gauche instable.
4me — : Néphrite du rein droit, faible droit stable.
5me — : Néphralgie du rein droit, faible droit instable.

Les lois thérapeutiques sont bien plus tributaires de l'état général du malade, que de son état local. La nouvelle école bioscopique a donc sa place dans les leçons de la *médecine officielle.*

La classification bioscopique de l'état général sert à fixer la constitution et le tempérament fort et faible : 1° Les faibles gauches sont en même temps forts droits et 2° les forts gauches sont en même temps faibles droits. Les hyposthéniques gauches sont hypersthéniques droits, et les hypersthéniques gauches sont en même temps hyposthéniques droits.

La médecine bioscopique sert aussi à déterminer la médication qu'il convient de faire suivre au malade.

Exemple : La *Dyspepsie* : 1° Si c'est une dyspepsie gastrique : Pepsine. 2° Si c'est une dyspepsie gastralgie : Pepsine et valériane. 3° Si c'est une dyspepsie hépatique : Bicarbonate de soude. 4° Si c'est une dyspepsie hépatalgique : Bicarbonate de soude et valériane.

La doctrine bioscopique enseigne que l'unité de la vie n'est pas une entité mais un rapport mathématique d'équilibre dans la répartition bilatérale des courants nerveux qui parcourent les deux côtés du corps.

NOUVELLE MÉDECINE BIOSCOPIQUE

Nous prions nos lecteurs de vouloir bien remarquer que notre médecine thermale à Vichy n'est pas la même que celle qui a été suivie jusqu'ici.

Notre diagnostic, notre pronostic et notre traitement s'appuient et prennent pour base de toute observation l'état dynamique des courants, qui animent les deux côtés du corps. Nous ne désignons pas la nature de ces courants que nous croyons être nerveuse. Nous les appelons *courants bioscopiques*. Nous les étudions par la différence d'intensité de la sécrétion cutanée comparée entre la main droite et la main gauche. Toutes nos observations affirment : 1° qu'il y a toujours un courant plus faible d'un côté que de l'autre ; 2° que le courant sécrétoire faible de la main droite est en même temps faible pour la fonctionnalité de tous les organes du même côté et que le courant sécrétoire faible de la main gauche est en même temps faible pour la fonctionnalité de tous les organes du côté gauche ; 3° que l'intensité de ces deux courants est en raison inverse et proportionnel entre le côté droit et le côté gauche, c'est-à-dire que si le courant droit est plus faible d'un tiers, celui de gauche est plus fort d'un tiers et réciproquement. — Pour mesurer le degré d'intensité de ces deux courants dynamiques, nous nous servons de l'hygromètre dermoscope et de la méthode dermoscopique. Cette méthode mesure le degré comparée de la sécrétion cutanée de la main droite et de la main gauche.

Diagnostic bioscopique des maladies à Vichy. — 1° Le courant sécrétoire faible de la main droite indique le courant faible dans la fonctionnalité des organes du côté droit ; 2° Le courant sécrétoire faible de la main gauche indique le courant faible dans la fonctionnalité du côté gauche ; 3° Les deux courants variables dans les deux mains indiquent la fonctionnalité variable dans les deux côtés et désignent la maladie nerveuse.

Pronostic bioscopique des maladies à Vichy. — Plus il y aura d'écart sécrétoire dans les deux mains et plus il y aura de faiblesse et de trouble dans la fonctionnalité bilatérale.

Traitement bioscopique des maladies à Vichy. — Si, à la fin du traitement thermal, il y a rapprochement de l'équilibre dans les courants sécrétoires des deux mains, le traitement des Eaux aura été favorable ; si au contraire il y a éloignement de l'équilibre, le traitement sera douteux et incertain.

Définition de la Bioscopie dermoscopique.

La Bioscopie a pour but l'observation de la vie étudiée par les différences hygrométriques de la sécrétion cutanée des deux mains chaudes. *Ses usages.* Elle sert à fixer mathématiquement le *Diagnostic de l'état général.* Elle suit la répartition bilatérale du travail trophique animé par les nerfs. Elle indique les variations de la nutrition, le côté qui se nourrit le plus de celui qui se nourrit le moins, c'est-à-dire, le côté où les courants nerveux sont plus faibles par rapport à celui où ils sont les plus forts.

La Bioscopie dermoscopique est une branche de la physique médicale qui enseigne comment ou peut diviser en deux termes la répartition des quantités bilatérales de la dénutrition sécrétoire cutanée. Or, comme celle-ci est activée par le travail des glandes sudoripares et qu'il n'y a pas de travail fonctionnel et organique sans le concours dirigeant des nerfs, nous pouvons affirmer que les différents rapports mathématiques des deux termes de la sécrétion des mains indiquent les différents degrés de l'intensité de la force nerveuse. C'est donc à l'aide de ces degrés que nous établissons le *Diagnostic de l'état général sans avoir recours à l'interrogatoire du malade.*

Définition des rapports mathématiques de la Bioscopie.

Ces rapports forment l'unité vitale ; ils font comprendre comment la vie est *une* malgré sa répartition bilatérale, multiple et variable. Si la main droite est fixe à 100, quel que soit le chiffre trouvé par la dermoscopie, la main gauche sera ou la moitié, ou le tiers, ou le quart, ou le cinquième au-dessous ou au-dessus de 100. Rarement il y a égalité des deux mains, c'est-à-dire 100 %. Si la main gauche est la moitié au-dessous de la main droite, elle représente 50 %, le tiers 66 %, le quart 75 %, le cinquième 80 %. Si la main gauche est la moitié au-dessus de la droite elle représente 200 %, le tiers 150 %, le quart 133 %, le cinquième 125 %. La main gauche forme ainsi les degrés de l'échelle bioscopique représentant les différents degrés du coefficient vital, soit dans son travail nerveux, chimique, mécanique, en un mot dans son travail organique et fonctionnel. Dans cette échelle de la vitalité, les *faibles* sont compris de 50 à 100 % et les *forts* de 100 à 200 %.

Formules de la Bioscopie. Lois générales mathématiques de la Dystrophie

1re FORMULE

1re Epreuve $\frac{m\,g\,12}{m\,d\,12}$ — R 100 % 2e Epreuve $\frac{m\,g\,12}{m\,d\,12}$ — R 100 % moyenne 100 %

Formule de l'équilibre. Formule rare et sons indication.

2me FORMULE

1re Epreuve $\frac{m\,g\,6}{m\,d\,12}$ — R 50 % 2e Epreuve $\frac{m\,g\,8}{m\,d\,12}$ — 66 % moyenne 58 %

Formules des faibles gauches stables. Elle indique les organes faibles du côté gauche.

3me FORMULE

1re Epreuve $\frac{m\,g\,24}{m\,d\,12}$ — R 200 % 2e Epreuve $\frac{m\,g\,6}{m\,d\,12}$ — R 50 % moyenne 125 %

Formule des faibles gauches instables. Elle indique les organes faibles des 2 côtés surtout du côté gauche.

4me FORMULE

1re Epreuve $\frac{m\,g\,24}{m\,d\,12}$ — R 200 % 2e Epreuve $\frac{m\,g\,18}{m\,d\,12}$ — R 150 % moyenne 175 %

Formule des faibles droits stables. Elle indique les organes faibles du côté droit.

5me FORMULE

1re Epreuve $\frac{m\,g\,6}{m\,d\,12}$ — R 50 % 2e Epreuve $\frac{m\,g\,24}{m\,d\,12}$ — R 200 % moyenne 125 %

Formule des faibles droits instables. Elle indique les organes faibles des 2 côtés surtout du côté droit.

DEGRÉS BIOSCOPIQUES

DE LA FORCE & DE LA FAIBLESSE

	Degré		
	8°	200 %	Hausse gauche Les forts
	7°	180	
	6°	166	
	5°	150	
	4°	133	
	3°	125	
Les forts	2°	112	
	1er degré	100	point fixe main droite
Les faibles	2°	88	Baisse gauche Les faibles
	3°	80	
	4°	75	
	5°	66	
	6°	60	
	7°	56	
	8°	50 %	

1re formule de $\frac{100}{100}$ équilibre.

2e formule de $\frac{\text{100 à 50 ou de 50 à 100}}{100}$ déséquilibre faible gauche stable.

3e formule de $\frac{\text{100 à 200 et de 100 à 50}}{100}$ déséquilibre faible gauche instable.

4e formule de $\frac{\text{100 à 200 ou de 200 à 100}}{100}$ déséquilibre faible droit stable.

5e formule de $\frac{\text{100 à 50 et de 100 à 200}}{100}$ déséquilibre faible droit instable.

DIAGNOSTIC DE L'ÉTAT GÉNÉRAL

Par la Méthode bioscopique

LES FAIBLES

Stables dystrophiques du côté gauche, 2me formule.
Instables dystrophalgiques du côté gauche, 3me formule

LES FORTS

Stables dystrophiques du côté droit, 4me formule.
Instables dystrophalgiques du côté droit, 5me formule.

DE LA VIE ORGANIQUE DU GRAND SYMPATHIQUE

La Bioscopie dermoscopique démontre que les courants bilatéraux de la vie organique sont directs et non entrecroisés. Les courants sécrétoires de la main droite animent directement tous les organes du côté droit et ceux de la main gauche sont les mêmes que ceux qui animent directement tous les organes du côté gauche. Leurs rapports sont toujours proportionnels en plus d'un côté et en moins de l'autre. Les formules mathématiques de la dermoscopie prennent pour base de toute observation la différence des quantités sécrétoires des glandes cutanées entre la main droite et la main gauche dans les temps égaux et à égale température. Ces formules permettent d'établir la classification : 1° *des personnes faibles* stables ou instables nerveuses ; 2° *des personnes fortes* stables ou instables nerveuses, selon la répartition des deux courants sécrétoires bilatéraux.

Le courant dynamique sécrétoire faible de la main gauche par rapport au courant fort de la main droite désigne ***les personnes faibles.*** Le courant dynamique sécrétoire fort de la main gauche et faible de la droite indique ***les personnes fortes.*** La 1re formule qui désigne l'équilibre absolu, 100 pour 100, est fort rare et ne compte que théoriquement. Chaque formule dermoscopique exige une première et une seconde épreuve avec une moyenne. *La 2e formule* montre à la 1re et à la 2e épreuve moins de sécrétion cutanée à la main gauche qu'à la main droite : c'est la formule des ***personnes faibles stables.*** La 3e formule découvre qu'à la 1re épreuve la main gauche a plus que la main droite et qu'à la 2e épreuve la même main gauche a moins que la main droite : c'est la formule des ***personnes faibles instables nerveuses.*** La 4e formule montre à la 1re et à la 2e épreuve plus de sécrétion cutanée à la main gauche qu'à la main droite : c'est la formule des ***personnes fortes stables.*** La 5e formule découvre qu'à la 1re épreuve la main gauche a moins que la main droite et qu'à la 2e épreuve la main gauche a plus que la main droite : c'est la formule des ***personnes fortes instables nerveuses.*** La 2e et 3e formules indiquent au point de vue physiologique les ***personnes gastriques.*** La 4e et 5e formules désignent les ***personnes hépatiques.***

Telle est notre classification des tempéraments et des constitutions, laquelle repose sur des formules physiologiques et cliniques mathématiques mises à la portée de tous les Médecins.

DE LA VIE ANIMALE CÉRÉBRO-SPINALE [1]

Les courants vibratoires musculaires de la vie animale sont entrecroisés. La Bioscopie dynamoscopique mesure, par l'intensité du son musculaire au bout des index, l'intensité des courants nerveux entrecroisés cérébro-spinaux, courants qui produisent la contractilité des muscles de l'avant-bras. Cette étude a été appliquée à la physiologie des paralysies. Elle compare les deux notes produites au bout des deux index. La cessation du murmure vibratoire musculaire d'un côté indique qu'il faut chercher la cause de la maladie paralytique dans les centres nerveux du côté opposé au doigt qui donne le moins de vibrations. Dans l'hémiplégie, causée par l'hémorrhagie cérébrale, le bruit musculaire cesse du côté opposé à l'hémisphère cérébral atteint de congestion.

(1) Traité de Dynamoscopie publié en 1862, maison Asselin, Paris.

DE L'UNITÉ DE LA VIE

La Bioscopie dermoscopique nous apprend que la sécrétion manuelle la plus faible correspond au côté qui a les organes les plus faibles et qui se nourrit le moins. La Bioscopie dynamoscopique nous enseigne que dans la paralysie, la vibration digitale la plus faible désigne la maladie cérébro-spinale du côté opposé au son le plus faible. La dynamométrie est une science distincte de la dynamoscopie. La dynamométrie mesure la force musculaire en action qui soulève un poids. La dynamoscopie se rend compte du courant musculaire nerveux qui fait vibrer le muscle à l'état de repos. La dynamoscopie est distincte de la science des droitiers et des gauchers : La dermoscopie prouve que la sécrétion cutanée de la main droite est chez les droitiers, très souvent, plus faible que la sécrétion cutanée de la main gauche. La chaleur n'est pas cause de la sécrétion cutanée mais bien les nerfs qui desservent les glandes sudorifères. Il y a quantités de mains chaudes et sèches et quantités de mains froides et humides. La dermoscopie est donc la science des nerfs produisant le travail bilatéral des glandes sudorifères des mains.

Comme le cerveau a deux hémisphères et qu'il se nourrit d'une façon bilatérale à la façon de tous les autres organes, le côté du cerveau qui se nourrit le moins est compensé par l'autre côté du cerveau qui se nourrit le plus. Or les nerfs du cerveau sont entrecroisés. Il y a donc obligation à ce que les courants nerveux du cerveau gauche qui sont faibles passent du côté droit et à ce que les courants du cerveau droit qui sont forts passent du côté gauche. De là l'explication rationnelle que l'entrecroisement des nerfs cérébro-spinaux résulte d'une loi d'équilibration naturelle indispensable à l'harmonie et à la coordination des forces qui composent l'unité du travail mécanique de toute la machine humaine. L'unité de la vie se produit par un rapport d'union au moment où les forces bilatérales se confondent et s'unifient par l'entrecroisement des nerfs. Le courant dynamique fort augmente le courant faible et ce dernier diminue le courant fort. Le mouvement général de la vie se trouve ainsi dans un état de constante équilibration.

L'unité de la vie n'est pas une entité mais un rapport mathématique d'équilibre stable ou instable dans la répartition bilatérale des courants nerveux qui parcourent les deux côtés du corps.

MODE D'ACTION BIOSCOPIQUE DES EAUX DE VICHY

Le dosage de la sécrétion cutanée des mains donne la mesure mathématique de la nutrition du corps par sa dénutrition, et dans cette balance incessante du départ de la nourriture usée sortant par la peau, nous arrivons à déterminer le côté faible et le côté de l'organe malade.

Les Eaux de Vichy guérissent par leurs propriétés physiques, digestives, chimiques et vitales. Elles doivent leurs propriétés digestives à la grande quantité de gaz acide carbonique qu'elles contiennent. Elles doivent leurs propriétés chimiques à leur alcalinité, dont le bicarbonate de soude forme la base principale. Elles doivent leurs propriétés vitales à une force spéciale : la force d'équilibration.

Sous l'influence de la boisson des eaux de Vichy, le travail mécanique du côté droit et du côté gauche s'égalise dans l'espace de quatorze à vingt-huit jours. Cette équilibration générale des forces sous l'influence des eaux de Vichy rend aux sécrétions l'harmonie générale qui leur faisait défaut avant la cure.

La guérison des maladies en une saison est la conséquence de l'équilibration de toutes les fonctions et de la lessive alcaline. La Bioscopie seule par le travail mathématique de la vie de la peau à droite et à gauche, modifiée par la cure thermale, permet de suivre, chez chaque malade en particulier, les progrès de la guérison, l'amélioration ou l'insuffisance du traitement.

La Bioscopie met en lumière des faits que la chimie est impuissante à expliquer. Pour certains les Eaux de Vichy affaiblissent, et pour d'autres elles fortifient. Les Médecins qui exercent à Vichy ne peuvent avoir que cette dernière opinion, tant elle est évidente pour eux qui voient ces Eaux produire autant de bien aux anémiques qu'aux pléthoriques. Du reste, les Médecins qui considèrent Vichy comme débilitant, sont les premiers à y envoyer pour les coliques hépatiques, sans s'inquiéter si les personnes, qui en sont atteintes, sont anémiques ou pléthoriques.

Le docteur Collongues possède depuis 1873 jusqu'à 1892 dix mille observations prises avec le dermoscope sur des personnes de tout ordre. Il a trouvé tous les ans les mêmes résultats.

La force des eaux rappelle le rétablissement de l'harmonie et l'équilibre des forces organiques par l'équilibration des deux courants nerveux bilatéraux. Le dermoscope détermine mathématiquement au début du traitement le déséquilibre de la sécrétion cutanée, et, à la fin du traitement, le rétablissement de l'équilibre.

Nous pouvons assurer qu'avec une bonne méthode de traitement, les Eaux de Vichy fortifient le malade par la bonne répartition des nerfs et du sang entre le côté droit et le côté gauche.

L'équilibre dynamique général et local se rétablit sous l'influence thermale.

MODE D'ACTION CHIMIQUE DES EAUX DE VICHY

Dans la Guérison des Maladies.

Les alcalins ont la propriété de neutraliser les acides. Les principaux alcalins sont : la soude, la potasse, la chaux, la magnésie, la lithine, etc. Le bicarbonate de soude est l'alcalin le plus facile à employer et c'est le bicarbonate de soude qui forme la base principale de la composition des Eaux de Vichy. Sa propriété est de diminuer la plasticité du sang, de saturer les acides de l'estomac, de dissoudre la gravelle, la lithiase biliaire et urinaire et principalement d'améliorer la diathèse urique. Le sang du diabétique se trouve toujours purifié par l'administration des Eaux de Vichy.

Pourquoi l'Eau de Vichy transportée chez soi est-elle préférable prise à la Source Léon, source froide?

L'évaporation enlève rapidement à une source chaude le gaz acide carbonique et une partie des sels qui la composent. La fermentation facile des substances organiques qu'elle peut contenir sous forme infinitésimale donne aux sources chaudes des réactions chimiques, lentes, insensibles, qui font que peu à peu certaines bouteilles, quelque soin qu'on apporte à l'embouteillage, ont une odeur légèrement sulfureuse ou goudronneuse, d'un goût désagréable.

Quand une eau thermale chaude est mise en bouteilles, elle perd par le refroidissement une partie de ses qualités et elle n'est jamais aussi bonne pour l'exportation qu'une eau minérale froide de même composition. La Source Léon est froide et se conserve transportée au loin plusieurs années sans rien perdre de ses qualités curatives.

PILULES VICHY-COLLONGUES

N° 1, Purgatives, les plus fortes.
N° 2, Laxatives, les plus faibles.

Adjuvent indispensable des Eaux de Vichy

Effets thérapeutiques — Pour étudier les Pilules Collongues, j'ai employé pendant plusieurs années, ensemble ou séparément, les divers éléments qui sont contenus dans nos Pilules, ainsi que leurs doses. J'ai vu les enfants et les grandes personnes les absorber sans jamais en éprouver de mauvais effets. Je pratique la médecine à Vichy depuis longtemps et j'ai pu voir dans quelles maladies, prises avec les Eaux de Vichy, elles étaient bienfaisantes et salutaires. Combinant avec cela leur effet physiologique, de leurs substances séparées, m'appuyant sur la théorie et la pratique, je puis consciencieusement les recommander.

Composition et propriété curatives. — Les éléments et les principes qui entrent dans les Pilules sont : antibilieux par les alcalins ; antiseptiques, c'est-à-dire contre les mauvaises odeurs et les sécrétions malsaines, par l'acide silicilique, le borate de soude et le manganèse, dont les propriétés sont reconnues antirhumatismales, antigoutteuses et antidiabétiques ; digestifs par l'acide carbonique ; toniques et reconstituants par le chlorure de sodium et le protoxyde de fer ; diurétiques et poussant aux urines par le bircarbonate de potasse ; laxatives par le sulfate et le phosphate de soude ; enfin dépuratives et antiherpétiques par l'arséniate de soude.

Doses et quantités. — Un jour n° 1, un jour n° 2. On prend ces pilules avant dîner, à la dose d'une pilule par jour (quelquefois deux), trois ou quatre jours de suite par semaine, pendant un temps fort variable, pouvant aller de quelques semaines à plusieurs mois. Il faut les suspendre s'il y a diarrhée. *Pour avoir un effet purgatif,* il faut en prendre deux le soir et deux le lendemain matin.

Effets et qualités. — Leur effet est de maintenir le corps libre tous les jours, d'empêcher la constipation, de rafraîchir la circulation du visage et de la peau, de rajeunir les forces digestives ; de guérir les coliques hépatiques, néphrétiques, les maladies du foie, de l'estomac et des entrailles ; de diminuer notablement et d'agir favorablement contre la goutte, les rhumatismes, le diabète, la gravelle, les affections urinaires, l'anthrax et l'eczéma ; de réduire peu à peu les embarras de l'obésité et de triompher des inconvénients de l'embonpoint. A des doses élevées, ces pilules sont purgatives et dépuratives, viennent à bout des accès de goutte en peu de temps, et combattent avantageusement les catarrhes chroniques, les hydropisies et toutes les maladies chroniques.

AVIS. — L'usage des premières pilules donne parfois des coliques. Il n'y a pas à s'en préoccuper. C'est pour un bien.

ANATOMIE ET PHYSIOLOGIE DE L'ESTOMAC

Anatomie de l'estomac. — L'estomac se compose : 1° d'une membrane séreuse, épiploon gastro-hépatique, gastro-colique et gastro-splénique ; c'est ce que les bouchers appellent toilette ; 2° d'une membrane musculeuse avec fibres longitudinales, obliques, circulaires ; 3° d'une membrane fibreuse ; 4° d'une membrane muqueuse remplie de papilles, plis, follicules et glandes à pepsine et à suc gastrique ; 5° de deux ouvertures, le cardia supérieur, le pylore inférieur.

Chyme. — Pendant l'acte de la digestion, le bol alimentaire s'appelle chyme ; de là l'expression de chymification. Le chyme varie de couleur, de consistance et de quantité, selon la nourriture ingérée. Sa composition est formée des aliments divisés, des sécrétions de la bouche, de l'estomac, et de gaz.

Du suc gastrique.

Composition du suc gastrique. — C'est le liquide que sécrète la membrane stomacale. Il a la propriété de dissoudre les albuminoïdes, les gélatineux. Il ne dissout pas le tissu corné, l'amidon, la graisse. Sa composition chimique est la suivante : eau, 99,46 ; pepsine ou principe actif du suc gastrique, chlorure de potassium, chlorure de sodium, chlorure d'ammonium, chlorure de calcium, phosphate de calcium, de magnésium, oxide de fer, acide lactique, butirique, acétique Pour transformer les albuminoïdes en peptone, la pepsine doit être associée à un acide. La pepsine s'engendre donc dans l'intérieur des glandes à suc gastrique.

Production des gaz dans l'estomac. — Ils proviennent de trois causes : 1° la pénétration de l'air atmosphérique ; 2° l'introduction du gaz du sang ; 3° les décompositions.

Mouvements de l'estomac. — Trois couches d'anneaux musculaires malaxent le bol alimentaire dans tous les sens pendant la digestion stomacale, qui dure deux heures environ. L'anneau musculaire du pylore, se trouvant plus épais, tient fermée cette ouverture pendant la digestion. Il ne laisse passer que par secousses le chyme aussi délayé que possible.

Vomissements. — Dans le vomissement, le rôle de l'estomac est passif. C'est la pression simultanée du diaphragme et des muscles abdominaux qui chassent au dehors le contenu stomacal par l'orifice cardiaque, qui se trouve dilaté et ouvert.

Fonction de la digestion.

Elle consiste à rendre les substances alimentaires susceptibles de passer dans le sang. Il faut pour cela : 1° le morcellement et la division des substances alimentaires ; 2° la transformation de l'amidon (hydrate de carbone insoluble dans l'eau) en sucre de raisin (hydrate de carbone soluble ; 3° la division des substances grasses neutres ; 4° leur réduction en acides gras ou glycérine ; 5° dissoudre les albuminoïdes ; 6° faire franchir au bol alimentaire toute la longueur du canal gastro-intestinal. La transformation de la fécule en sucre de raisin est produite par la salive, qui contient un principe saccharifiant : la ptyaline. La dissolution des albuminoïdes est obtenue par le suc gastrique, intestinal et pancréatique. L'émulsion des substances grasses est produite par la bile, le suc pancréatique, et leur décomposition en glycérine et en acide gras.

Conditions d'une bonne digestion. — Il faut que les substances soient bien divisées, bien mâchées. Les aliments chauds sont préférables, sauf certains cas. L'estomac doit être vide. D'après le Dr Beaumont, voici les substances les plus faciles à digérer : Les liquides disparaissent immédiatement ; le riz met une heure ; les œufs crus, saumon, truites, pommes mûres, venaison, une heure et demie ; tapioca, gruau d'orge, lait, foie, deux heures ; dindon, agneau, porc, deux heures et demie ; bœuf, mouton, volaille, trois heures et demie ; veau, quatre heures. Au bout de deux heures et demie, l'estomac est vide. Pour avoir une bonne digestion, l'estomac ne doit pas être surchargé. L'espace entre les repas doit toujours être assez long pour que l'estomac soit vide avant de recevoir de nouveaux aliments. L'exercice modéré avant et après le repas favorise la digestion. Un exercice excessif trouble la digestion. La tranquilité de l'âme est nécessaire pour une bonne digestion. La chaleur du corps doit être de 38°. Le froid accélère la digestion. La digestion est plus active pendant la jeunesse.

MALADIES DE L'ESTOMAC

Embarras gastrique, gastrite catarrhale aigue, gastrite aiguë, gastrite chronique, dyspepsie, gastralgie, ulcération de l'estomac, ulcère simple de l'estomac et du duodénum, cancer de l'estomac, gastralgie hematémèse.

Symptômes. — Coliques d'estomac, crampes d'estomac, points, gonflements d'estomac, ballonnements, flatulences, gaz, bâillements, hoquet, lenteur de digestion, acidités, aigreurs, pyrosis, brûlement, pendiculation.

DIAGNOSTIC DE L'ÉTAT GÉNÉRAL

Dans les Dyspepsies

Par la Méthode bioscopique.

LES FAIBLES

Stables atteints de dyspepsie gastrique, 2me formule
Instables — de dyspepsie gastralgie, 8me formule

LES FORTS

Stables atteints de dyspepsie hépatique, 3me formule
Instables — de dyspepsie hépatalgie, 4me formule

Description des dyspepsies.

On définit la *dyspepsie* une digestion plus ou moins difficile s'appliquant à tous les aliments, à toutes les boissons, ou ne s'appliquant qu'à certaines substances alimentaires seulement.

La *classification des dyspepsies* s'appuie sur le principal symptôme : 1° elle est dite simple, éphémère ou par petites indigestions ; 2° flatulente ; 3° acide ; 4° nerveuse ou gastralgique.

1° La *dyspepsie simple* ou par petites indigestions se manifeste par un simple malaise, embarras, renvoi et pesanteur à l'épigastre. Cela vient aussi vite que cela disparaît.

2° La *dyspepsie flatulente* coïncide avec la forme la plus légère et la forme la plus grave des maladies de l'estomac. Le symptôme le plus saillant est la formation d'une grande quantité de gaz dans la cavité stomacale, l'impossibilité de rien supporter au creux de l'estomac, l'obligation de desserrer le corset, d'ouvrir le gilet. Ce gonflement est quelquefois tel, qu'il se forme une enflure marquée au creux épigastrique, que ce gonflement presse le diaphragme, donne des agitations, des palpitations de cœur, gêne la circulation et accélère la respiration. De là des inquiétudes morales qui font croire à une maladie de cœur. Ces phénomènes s'accompagnent de malaises fort grands : on ne sait où l'on est bien ; on croit, on craint, on a le sentiment d'une crise grave et pénible. Il y a comme une torture morale vague, et cela s'accompagne de bâillements et de pandiculations. On préfère marcher qu'être assis, mais on ne se sent bien nulle part. Il y a des éructations qui soulagent, et en définitive on ne trouve un peu de bien-être qu'avec la cessation du travail digestif stomacal. On rend alors beaucoup de gaz avec grand bruit. Ces gaz sont souvent sans odeur, comme ils peuvent être d'une odeur désagréable.

Ici le *vertige stomacal* mérite une mention à part. Il fait croire à une maladie du cerveau, à une paralysie, et remplit l'âme de terreur. Mais ce mouvement n'est que passager et ne doit inspirer aucune inquiétude. Enlever et guérir la dyspepsie, c'est faire disparaître le vertige.

3° La *dyspepsie acide* se produit sous forme de brûlure, de déchirement, de points, de crampes, d'aigreurs. On l'appelle souvent pyrosis ou fer chaud. Cette sensation monte à la poitrine, au dos, à la tête, et fait croire à une inflammation et à plusieurs maladies. Quand elle est sous forme de bouffée de chaleur à la tête, on devient rouge subitement, on a besoin d'air, on se lève de table, si l'on dîne, pour courir à la fenêtre et rechercher l'air frais. Alors il peut y avoir altération de la salive et du suc gastrique. Ces deux liquides perdent leurs qualités alcalines, ils deviennent acides. Il y a alors régurgitation de matières aigres, vinaigrées, provoquant, le long de l'œsophage et du pharynx, à la gorge, à la bouche, une sensation d'âcreté et de brûlure très difficile à supporter.

4° *Dyspepsie nerveuse* ou *Gastralgie*. — Nous mettons en relief cette forme de la dyspepsie à cause de sa fréquence et de son importance. C'est la forme la plus douloureuse de toutes les maladies de l'estomac. Quand on ne peut imputer les souffrances du creux épigastrique et de la région stomacale à d'autres causes qu'aux nerfs, la maladie est dite *la Gastralgie*. Elle est caractérisée par des besoins fréquents de manger, par le sentiment de la faim, par des tiraillements et une sorte de défaillance, par la *boulimie* ou accroissement extraordinaire dans l'ingestion des boissons. Souvent les malades digèrent avec la plus grande facilité les aliments qui sembleraient les moins convenables. Dans la forme gastralgique la plus sérieuse, l'estomac ne supporte plus rien, et, dans ces cas, les vomissements s'en mêlent, même quand il n'y a rien à vomir. La moindre cuillerée d'eau peut être rejetée. La maladie alors inspire à tous de vives inquiétudes. Cette appréhension amène la pensée d'une lésion organique latente L'expérience du Médecin devient alors son guide le plus sûr pour discerner la vérité. Il faut aussi avouer que la gastralgie est une maladie importante, sérieuse, et mérite une distinction spéciale dans le cadre des maladies de l'estomac.

TRAITEMENT DE LA DYSPEPSIE ET DE LA GASTRALGIE

Je commence par expliquer comment le suc gastrique trop acide produit la dyspepsie et la gastralgie. Les masses lourdes du suc gastrique acidifié tombent au fond du grand cul-de-sac de l'estomac et ne peuvent délayer le bol alimentaire. Cette acidité augmente par une nourriture trop épicée, trop salée, trop succulente, trop abondante, et diminue par la sobriété. La mauvaise qualité du suc gastrique dépend directement d'un vin trop acide, de fruits non mûrs, de cerises acides, de salades vinaigrées, de hors-d'œuvre, de groseilles, de tourtes, de cresson, d'oseille, de boissons alcooliques, de viandes faisandées, de venaisons, d'abus de fumer, d'abus de sucrerie. C'est toujours l'excès d'acide dans le suc gastrique qui forme toutes les dyspepsies acides, venteuses et nerveuses. Si l'on persiste plus longtemps dans l'emploi d'un mauvais régime, la dyspepsie devient chronique et acquiert une certaine gravité. Il se forme un catarrhe gastrique ; les glandes à pepsine s'altèrent, se tarissent, et l'on arrive à l'obstruction du pylore, à l'inertie, au dépérissement, à l'inanition et à la mort, après avoir rendu impossible toute espèce d'alimentation.

Sous l'influence de la Source Léon, le bol alimentaire se désacidifie, descend de l'estomac dans l'intestin grêle et termine la première digestion dans de bonnes conditions. Nos Pilules, combinées ou non avec la boisson des Eaux de Vichy, peuvent-elles quelque chose contre le suc gastrique acide ? Certainement oui. Le suc gastrique trop acide est neutralisé par le bicarbonate de soude et rendu à l'état normal. Je ne connais rien de plus douloureux que la *colique gastralgique* avec ses angoisses, ses vomissements, ses sueurs froides et ses horribles pressions au creux épigastriques. Sur le moment, pour se débarrasser de la violence du mal, il faut avoir recours à l'injection de morphine ; mais, pour l'avenir, ce n'est que l'action fondante, désacidifiante et alcaline de nos Pilules et des Eaux de la Source Léon-Vichy Saint-Yorre qui pourra accomplir la guérison, en y ajoutant toutefois l'usage de l'hydrothérapie. Sans doute cet effet favorable ne durera pas toute la vie, mais il faut dire que le suc gastrique altéré ne dure pas toute la vie. L'hérédité joue un certain rôle dans cette maladie, cela n'est pas douteux. Une cure de trois à six semaines à Vichy, avec l'usage de nos Pilules, opère toute la guérison, comme le montre l'expérience. C'est ainsi que, sous l'influence de notre médication, nous voyons disparaître la dyspepsie flatulente, la dyspepsie acide et la dyspepsie nerveuse ou gastralgie.

DIAGNOSTIC DE L'ÉTAT GÉNÉRAL DANS LA GASTRITE

Par la Méthode bioscopique

LES FAIBLES

Stables atteints de gastrite gastrique, 2me formule
Instables — de gastrite gastralgique, 3me formule

LES FORTS

Stables atteints de gastrite hépatique, 4me formule
Instables — de gastrite hépatalgique, 5me formule

TRAITEMENT DE LA GASTRITE

OU INFLAMMATION CHRONIQUE DE L'ESTOMAC

Cette inflammation ou gonflement des membranes de l'estomac peut atteindre la partie gauche du grand cul-de-sac de l'estomac comme la partie droite du petit cul-de-sac, le cardia comme le pylore. Tout l'organe peut être gonflé à la fois. Les désordres occasionnés par la gastrite sont toutes les dyspepsies, l'arrêt du bol alimentaire, la formation d'un mauvais chyme, l'entretien d'une irritation chronique conduisant à la pituite et au catarrhe gastrique. Les désordres d'une mauvaise préparation chymeuse peuvent réfrécir le chemin ouvert du côté de l'intestin et, par suite du gonflement de la muqueuse pylorienne, fermer cette ouverture et arrêter le cours de la nutrition. De là toutes les conséquences du dépérissement et de l'inanition. Les Pilules laxatives aux Sels de la Source Léon ont-elles, combinées avec les Eaux de la Source Léon, le pouvoir de réduire le gonflement de la muqueuse gastrique et de guérir la gastrite ? Je réponds oui pour les gastrites récentes, pourvu qu'elles ne soient point entachées d'un vice organique, alors même que le gonflement serait considérable. Je pourrais citer beaucoup d'observations. Je n'ai que l'embarras du choix au milieu d'une si belle collection de gastrites guéries par les Pilules laxatives aux Sels de Vichy et les Eaux de Vichy-Léon-Saint-Yorre. Un si grand nombre de malades atteints de gastrites chroniques obtiennent chaque année l'amélioration et la guérison de cette affection par la propriété curative de notre formule et du traitement minéral ; un si grand nombre d'autres sont soulagés, qui n'est besoin que d'une boite ou d'une demi-boite pour compléter la guérison. Ce n'est que dans les cas incurables qu'il n'y a aucun résultat. Tous les éléments contenus dans notre préparation agissent pour diminuer le gonflement de la muqueuse stomacale soit par les sels dissolvants, soit par les principes alcalins, soit par les principes laxatifs ou par ceux qui augmentent la force et la tonicité de la muqueuse gastrique. Les douches et les bains ont une grande importance pour favoriser le calme et adoucir les membranes de l'estomac. Les Pilules aux Sels de Vichy, combinées avec la Source Vichy-Léon-Saint-Yorre, se sont montrées supérieures à tous les traitements qui existent, soit pour l'amélioration, soit pour la guérison des maladies de l'estomac.

DIAGNOSTIC DE L'ÉTAT GÉNÉRAL
DANS LES
CATARRHES GASTRIQUES
Par la Méthode bioscopique

LES FAIBLES

Stables atteints de Catarrhe gastrique, 2me formule
Instables — de Catarrhe gastralgique, 3me formule

LES FORTS

Stables atteints de Cattarrhe gastro hépatique, 4me formule
Instables — de Catarrhe gastro hépatalgique, 5me formule

TRAITEMENT DU CATARRHE GASTRIQUE

Le catarrhe gastrique qui se forme chez les personnes en bonne santé est aigu et rapidement dissipé. Le catarrhe chronique qui est entrenu depuis un certain temps produit la turgescence et l'épaississement de la muqueuse gastrique. L'affluence du sang s'y trouve plus grande qu'à l'état normal ; la muqueuse se tapisse de mucus d'abord glaireux, clair et puis épais, et, en devenant de plus en plus dense, il peut être comme purulent et s'étendre à une plus grande profondeur. Les ulcères catarrheux de l'estomac sont des destructions de la muqueuse ; ils déterminent (l'hématémèse) l'expulsion de fibrilles, de vaisseaux capillaires et de sang. Les catarrhes chroniques de l'estomac sont fort nombreux. Beaucoup de malades viennent chercher à Vichy la guérison de ces catarrhes invétérés. Nous hâtons la guérison en donnant le soir, avant dîner, une Pilule laxative aux Sels de Vichy. Ces catarrhes ont besoin de grands soins, car leurs sécrétions abondantes affaiblissent le corps et causent de grands troubles. Le suc gastrique perd sa pepsine, devient âcre, donne un continuel mal au cœur. Les mucosités qui sont rendues sont acides et s'accompagnent de beaucoup de vents. Il se forme quelquefois des gaz d'odeur sulfureuse ou bien brûlants comme de l'ammoniaque. Cela suffit pour donner de violentes coliques. Cette production gazeuse et cette acidité corrosive sont arrêtées par l'usage de nos Pilules et de l'eau de la Source Léon-Vichy-Saint-Yorre. Le catarrhe gastrique se trouve toujours exaspéré par le refroidissement des pieds. C'est surtout le matin, au réveil, lorsque le bol alimentaire est dans l'intestin que le suc gastrique laisse déposer ses mucus épais et nauséabonds. Les douleurs stomacales deviennent plus fortes à cause de l'irritation anormale. Il y a production de beaucoup de flatulences, mal au cœur, brûlure le long de l'œsophage et vomissement à grands efforts de pituite. Les Eaux de Léon-Vichy-Saint-Yorre réussiront toutes seules quelquefois, tandis que, si on a en même temps le soin d'administrer nos Pilules, c'est une condition parfaite qui empêche les mucosités de produire cette décomposition fâcheuse.

Le catarrhe de l'estomac peut ne pas dépasser cet organe, comme il peut se communiquer à l'intestin. Nos Pilules et la Source Léon-Vichy-Saint-Yorre se sont montrées comme un moyen extraordinairement efficace dans l'empêchement de la propagation catarrhale. Les catarrhes invétérés sont notoirement plus difficiles à extirper à cause de l'épaississement de la muqueuse gastrique. Les catarrhes gastriques avec un suc gastrique ammoniacal, acide brûlant, produisent beaucoup de mal et témoignent d'une intensité fort grande dans la maladie qui peut arriver à l'ulcération. Alors on reconnaît, dans les matières vomies, un liquide trouble, d'une odeur franchement mauvaise. Ces matières ont des dépôts de mucosités blanchâtres, du pus, des masses granuleuses comme en décomposition. A ces phénomènes correspondent une plus grande sensibilité des malades et l'extension de la maladie à l'intestin, la perte du repos de la nuit et un état général fébrile moins satisfaisant. Contre cette forme de catarrhe stomacal, nos Pilules aux Sels de Vichy, combinées avec les sources de Vichy, agissent d'une façon salutaire, du moins après un emploi de plusieurs semaines. Notre formule favorise la sortie du mucus gastrique par les voies naturelles ; elle fait passer pour un temps plus ou moins long la sécrétion des mucosités, fait cesser les coliques et apporte une amélioration qui, souvent répétée, ressemble à une guérison. Quelle est donc la cause de l'action bienfaisante de nos Pilules et de la Source Léon sur le catarrhe stomacal ? La réponse est dans cette assertion, que notre formule agit sur les acides comme sur les alcalins. Elles contiennent des sels alcalins, des sulfates, des phosphates, du sel de cuisine, du fer, du manganèse, de l'acide carbonique, de l'acide silicique, etc. Ces éléments entrent dans la composition normale du sang et expliquent pourquoi il est possible que la Source Léon-Vichy-Saint-Yorre et nos Pilules laxatives aux Sels de Vichy, combinées ensemble, puissent trouver un emploi avantageux et être un remède curatif dans les cas de suc gastrique catarrhal à réactions si différentes.

DIAGNOSTIC DE L'ÉTAT GÉNÉRAL

Par la Méthode bioscopique dans toutes les autres maladies de l'Estomac

(Maladies désignées page 22)

Nous ne nous répéterons pas, citons seulement la ***dilatation de l'estomac*** comprenant :

Les faibles stables et instables.
Les forts stables et instables.

Le ***cancer de l'estomac*** :

Les faibles stables et instables.
Les forts stables et instables.

Ainsi de suite pour le diagnostic général de toutes les autres maladies de l'estomac.

CHOIX DES SOURCES A VICHY

Selon l'appréciation du Médecin traitant (1)

SOURCE DE L'HOPITAL

Ses caractères physiques, chimiques, physiologiques et curatifs

La source de l'Hôpital émerge à l'Est d'une place de Vichy, appelée place de l'Hôpital ; de là son nom. Dès qu'on est entré sous le modeste dôme qui recouvre cette source, on voit bouillir dans une vasque un flot minéral à 31° de chaleur ; sorte de bouillon intermittent et continu, faisant irruption des entrailles de la terre, poussé par la force centrifuge du gaz acide carbonique. Sa force de projection est douce et riante ; sa grosseur est assez importante pour débiter 60,000 litres d'eau en vingt-quatre heures. Sa continuité paisible n'entraîne pas vers l'admiration et l'enthousiasme, mais pousse à la rêverie, à la contemplation. C'est un attrait calme et tranquille, dont les

(1) Il faut consulter un Médecin à Vichy pour savoir la Source qu'il convient de boire.

yeux ne se lasseraient et ne se fatigueraient jamais. Voilà encore un lieu béni du Ciel ; car le Créateur, qui a voulu répandre ses bienfaits à profusion dans le sol de Vichy, a adouci la sortie de cette eau par une température tiède, un aspect souriant, indiquant d'avance l'adoucissement qu'elle doit apporter au système nerveux, en offrant aux gastralgiques épuisés un secours inespéré et en fournissant pour les sources, ses voisines, un moyen extraordinairement bon, soit pour préparer, soit pour terminer une cure que leur degré de force aurait rendu pénible, et quelquefois impossible.

La source de l'Hôpital représente la tierce d'une gamme alcaline, toute formée dans le sol de Vichy, pour rétablir l'équilibre et l'harmonie des forces digestives. C'est là, que les estomacs fatigués de cruelles gastralgies, de dyspepsies chroniques ou d'entérites, suites d'émotions, de fatigues ou de privations, viennent retrouver la force et la vie. Que si la miséricorde divine a placé là, pour les malades, un trésor unique de richesse inouïe, il faut bien que nous l'entourions de toute sorte d'hommages et que ceux qui s'empressent autour de cette source privilégiée puissent y séjourner sans s'exposer au mauvais temps, à la pluie, au vent et aux ardeurs torrides du soleil de juillet et d'août. Nous prions donc qu'on fasse autour de la vasque de la source de l'Hôpital, un grand forum couvert qui puisse permettre d'aspirer les vapeurs de la source, et de pouvoir attendre à son aise les intervalles de la boisson. N'est-on pas souvent obligé après avoir bu son verre de courir se réfugier ailleurs, afin d'éviter un coup de vent, la pluie, une bourrasque ou une insolation. Hâtez-vous donc, vous tous qui détenez la source de l'Hôpital, de bâtir autour d'elle une vaste place couverte qui mette les malades à l'abri des intempéries et des mauvaises saisons.

La valeur curative d'une eau chaude minérale est d'autant plus active qu'on peut la boire plus près de son jaillissement et de première main.

Il n'y a rien de plus volumineux que le nombre d'attestations orales et écrites qui témoignent de l'action bienfaisante et curative de la source de l'Hôpital. Son eau est invariablement claire comme du cristal ; elle dépose au contact de l'air, sur les bords de la vasque, un enduit verdâtre mêlé à des matières muqueuses. On y a reconnu la présence de petits champignons. Le volume de l'eau est toujours le même en tout temps. La température est, bon an mal an, à 31°. Elle se trouve riche en gaz acide carbonique en toute saison.

Aussitôt que l'eau est dans le verre, le gaz acide carbonique s'échappe en quantité. Dès qu'on l'a bu, il fait sentir sa présence dans l'estomac par des rapports acides. La présence du gaz acide carbonique libre est cause que les sels restent séparés et que l'eau se conserve en bouteille.

L'eau de la source de l'Hôpital réagit sur les acides. Le papier tournesol bleu devient rouge et dès qu'on le fait sécher il redevient bleu. C'est l'effet de l'acide carbonique libre.

Résultats de l'analyse de M. Bouquet, 1855: Acide carbonique libre, 1 lit. 067 ; bicarbonate de soude, 5,029 ; de potasse, 0,440 ; de magnésie, 0,200 ; de strontiane, 0,05 ; de chaux, 0,570 ; de protoxyde de fer, 0,004 ; de manganèse, traces ; sulfate de soude, 0,291 ; phosphate de soude, 0,046 ; arséniate de soude, 0,002 ; borate de soude, traces ; chlorure de sodium, 0,518 ; acide silicique, 0,050 ; matières organiques bitumineuses, traces ; total, 8,222.

SOURCE CHOMEL (1)

Ses caractères physiques, chimiques, physiologiques et curatifs

La source de Chomel est située au milieu de la galerie nord du grand établissement thermal de Vichy. Cette magnifique source sort de terre à trois mètres environ au-dessous du dallage qui sert de promenoir et de passage pour aller à la Grande-Grille. Pas un étranger ne se doute de ce qui se passe sous le sol. On ne voit rien qu'une donneuse d'eau faisant aller une pompe à rouet et vous versant un verre d'eau du nom de Puits-Chomel. Tout est voilé, caché, tout se passe dans l'ignorance de l'origine de l'eau qu'on boit. Quel est donc l'impitoyable ingénieur qui a pu se résoudre à cacher à nos yeux et à notre admiration cette magnifique source d'eau minérale qui s'appelle le Puits-Carré et d'où l'on tire toute l'eau qu'on boit sous le nom de Puits-Chomel ? Ne désignez donc plus deux fontaines pareilles sous les noms de Puits-Chomel et Puits-Carré. Ces deux fontaines ont pu être distinctes autrefois : aujourd'hui elles sont confondues ; il ne leur faut plus qu'une appellation. Nous lui conserverons le nom de Puits-Chomel et effacerons le nom de Puits-Carré. Pour les curieux qui se résolvent à

---

(1) Cette Source remplace la Grande-Grille dans les maladies gastro-hépatiques.

Son usage n'est pas exclusif pour la gorge et les bronches. Elle est bonne pour toutes les muqueuses.

visiter cette admirable source, il faut le courage de descendre sous la galerie souterraine qui y conduit en partant de l'établissement des Pastilles et Sels de Vichy. Cette descente aux enfers n'est pas possible à tous, car on s'expose, si on n'est pas agile, à une chute ou à tout autre accident dont le moindre embarras sera d'en rapporter quelques éclaboussures et une toilette plus ou moins endommagée. Pourquoi donc ne rendrait-on pas au jour et à la lumière la plus belle et la plus riche de nos sources ? Rien ne s'y oppose, absolument rien que la bonne volonté. Que Messieurs les Ingénieurs se mettent donc à l'œuvre pour ressusciter cette source providentielle, toute minérale, qui suffit à elle seule pour assurer le service des bains et des douches des trois établissements les plus importants de Vichy. Elle fournit 252,000 litres d'eau par vingt-quatre heures. Il faut ouvrir à la lumière ces réservoirs souterrains, leur donner du jour et de l'espace ; car c'est un devoir pour vous tous, détenteurs de la source, de donner aux malades de l'eau prise au bouillon lui-même, à son jaillissement même ; en l'élevant à trois mètres au-dessus d'elle, après l'avoir pompée, vous ne donnez à ce médicament que son troisième degré de force et vous lui faites perdre la meilleure partie de son effet curatif.

A notre avis et d'après notre persévérante étude sur l'efficacité des eaux de Chomel, nous croyons que les propriétés de cette source ne sont pas encore bien définies, ni bien appréciées. L'expérimentation de la valeur de cette eau n'est qu'à son début. On lui a assigné une place trop restreinte et trop bornée en ne lui donnant que la mission de soulager la gorge et les bronches. Nous ne pouvons pas espérer, avec la source Chomel, pouvoir remplacer le Mont-Dore, Ems, les Eaux-Bonnes, Royat, Cauterets, Saint-Honoré, et guérir la phthisie, l'asthme, ou tout autre maladie pulmonaire. Cela n'est pas possible. Mais nous croyons pouvoir affirmer que cette source agit spécialement et fort heureusement sur les muqueuses, quelles qu'elles soient : muqueuses de la gorge, des bronches, de l'estomac, de l'intestin, de la vessie, du vagin, etc. Voilà la vraie signification de la valeur du Puits-Chomel dans les maladies des muqueuses. Cette précieuse source aura donc un avenir immense quand on l'appliquera en première ligne contre les muqueuses gastriques, intestinales, bronchiques, vésicales, etc., etc. Pour nous, nous certifions que nous avons en Chomel une très grande confiance et nous n'hésitons pas à la mettre sur un pied d'égalité pareil à celui de la Grande-Grille ou de la source de l'Hôpital. L'eau de Chomel est invariablement claire comme du cristal. Quand on se trouve en présence de ce flot minéral qui sort de terre comme si c'était une rivière d'eau thermale, on aperçoit comme un gouffre que l'imagination grandit en raison de l'obscurité et de la faiblesse de la lumière vacillante qui l'éclaire. C'est ce puits que nous demandons à appeler Puits-Chomel au lieu de Puits-Carré. De ce gouffre, on ne sait rien de positif ; on a essayé de l'épuiser un jour, on y est arrivé. On a trouvé des constructions romaines, et puis la crainte de troubler ce qui va si bien depuis des siècles a fait qu'on n'a pas poussé plus loin des recherches qui auraient été, à vrai dire, bien curieuses et bien intéressantes. Car nous sommes sûr qu'au fond de ce petit gouffre il y a toute l'histoire préhistorique de Vichy en pièces gauloises et romaines. Autrefois, les malades payaient la guérison de leurs maux de cette façon, en lançant dans son antre des pièces de monnaie, des médailles et autres objets, espèces d'ex-voto. Le volume de son eau est le même en tout temps, sa température est un peu supérieure à 44°. C'est la source la plus chaude de Vichy. Elle est si riche en gaz acide carbonique, qu'elle fournit à elle seule tout le gaz qui est nécessaire pour les bains et les douches de gaz acide carbonique. On ne l'expédie pas assez en bouteilles. La source de Chomel réagit sur les acides. Le papier jaune de curcuma devient brun et reste brun, preuve de son alcalinité persistante.

Résultats de l'analyse de M. Bouquet, 1855 :

Acide carbonique libre, 0,908 ; bicarbonate de soude, 5,091 ; de potasse, 0,371 ; de magnésie, 0,331 ; de strontiane, 0,03 ; de chaux, 0,427 ; protoxyde de fer, 0,004 ; de manganèse, traces ; sulfate de soude, 0,291 ; phosphate de soude, 0,070 ; arséniate de soude, 0,002 ; borate de soude, traces ; chlorure de sodium, 0,534 ; acide silicique, 0,076 ; matières organiques bitumeuses, traces.

SOURCE LARDY (1)

Ses caractères physiques, chimiques, physiologiques et curatifs

La source Lardy est située dans la partie sud de la ville de Vichy, au-delà de la vieille ville. C'est une source forée par M. Lardy, son premier propriétaire. De là son nom. Elle sort d'une nappe minérale souterraine qui est à 180 mètres de profondeur. Elle est près de la source des Célestins, non loin de l'Allier, et elle est entourée du Parc et des bains Lardy. Elle forme donc à elle seule un petit établissement thermal qui a sa vie propre et toute son indépendance. Rien n'est plus efficace que l'action bienfaisante de cette source que l'on voit arriver par intermittences en bouillonnant, comme par saccades ; tout autour d'elle est champêtre et rustique, même le toit de chaume où se reposent les baigneurs et les buveurs s'ils sont surpris par une pluie, un orage, une bourrasque ou un soleil trop brûlant. Quel délicieux endroit que Lardy ! L'œil s'y repose sur des massifs de fleurs et de verdure, et le regard qui perce l'horizon ne peut se lasser de voir cette immensité formant un amphithéâtre de montagnes superposées au-dessus de la vallée de l'Allier, et vous permettant de parcourir toutes les montagnes du Forez et de l'Auvergne. C'est à cette fontaine

(1) Eau digestive après le repas du soir.

privilégiée que presque toute la colonie étrangère qui fréquente Vichy vient boire son petit verre après le dîner de cinq heures. Très peu de personnes sont rebelles à son action bienfaisante, digestive et fortifiante. C'est donc par milliers de verres que l'on compte tous les jours le bien qu'elle produit et, l'on peut dire qu'il y a peu de sources au monde qui aient été plus expérimentées et d'une efficacité mieux constatée. Sa qualité dominante est le fer, qui donne la force au sang. C'est donc là que viennent boire les jeunes filles chlorotiques, les personnes anémiques de toute maladie et tous les estomacs fatigués qui, par une assimilation incomplète, ont perdu une partie de la composition ferrugineuse des globules du sang. C'est la source privilégiée des faibles et des dames. Nous lui rendons hommage et nous prions toutes les personnes qui ont une menstruation difficile et une insuffisance utérine de venir puiser à cette eau le rétablissement de cette importante fonction.

L'eau de Lardy est invariablement claire par tous les temps. Le volume n'a varié que de très peu depuis sa découverte, mais l'expérience prouve que son ouverture se rétrécirait si on n'avait le soin de la maintenir et de la surveiller. Il faut donc compter que son entretien coûtera toujours quelques dépenses dans une période plus ou moins éloignée; mais nous pouvons espérer de la conserver longtemps dans sa parfaite intégrité. Sa température est de 23° centigrades, elle est presque tiède; elle est riche en gaz acide carbonique. Les malades qui la boivent ne s'en plaignent pas et la trouvent agréable. Son débit est assez restreint, mais suffit largement à la boisson et à l'embouteillage pour l'exploitation. L'excédent tombe dans un réservoir souterrain où elle est conservée pour l'usage des bains, et nous pouvons assurer que la quantité et la valeur de ces bains ne soulèvent pas de récriminations sérieuses.

Résultats de l'analyse de la source Lardy. — Acide carbonique libre, 1,750 ; bicarbonate de soude, 4,910 ; de potasse, 0,527 ; de magnésie, 0,238 ; de strontiane, 0,065 ; de chaux, 0,710 ; protoxyde de fer, 0,028 ; de manganèse, traces ; sulfate de soude, 0,314 ; phosphate de soude, 0,081 ; arséniate de soude, 0,003 ; borate de soude, traces ; chlorure de sodium, 0,534 ; silice, 0,065 ; matières organiques bitumeuses, traces.

SOURCE MESDAMES (1)

Ses caractères physiques, chimiques, physiologiques et curatifs

La source de Mesdames est située à près de trois kilomètres de Vichy, à l'entrée de Cusset, à l'extrémité d'une allée excessivement pittoresque, sur les bords du Sichon. Rien n'est ombragé, agréable à l'œil et frais comme cette modeste allée autrefois chérie et préférée de Mesdames de France, dont le souvenir est si précieux à Vichy, car Elles ont été des premières à contribuer à l'avenir de notre ville par leurs munificences et la réputation qu'elles lui ont donnée. La source de Mesdames est une source forée. Cette source se trouvant trop éloignée du centre de Vtchy, on a eu l'heureuse pensée de la conduire à l'extrémité ouest de la galerie nord du grand établissement. Son eau est invariablement claire en tout temps comme du cristal ; le volume de son eau est toujours le même. Elle débite 20,000 litres en vingt-quatre heures. Sa température est voisine de 16° centigrades. Cette source est fort riche en gaz acide carbonique. Elle réagit sur les acides. Le papier jaune de Curcuma devient brun est reste brun, preuve de son alcalinité constante. Elle est très bonne pour l'expor-

(1) Eau ferrugineuse pour les chlorotiques et les anémiques.

tation en bouteilles. A notre avis et d'après notre persévérante expérimentation, nous croyons que les propriétés de cette source sont excellentes pour fortifier et tonifier le sang pauvre. On doit lui assigner une place importante dans la thérapeutique de Vichy, à la condition qu'on ne la donne pas toujours seule et qu'on sache convenablement la disposer avec les sources ses voisines. Autrement on s'en lasse vite et l'estomac ne la digère plus que difficilement. Les chlorotiques, les anémiques de toute sorte, car ces deux affections se trouvant si souvent unies aux dyspepsies et aux gastralgies, auront toujours un grand avantage à utiliser les ressources et les propriétés de la source de Mesdames.

Résultats de l'analyse de M. Bouquet, 1855 :

Acide carbonique libre, 1,908 ; bicarbonate de soude, 4,016 ; de potasse, 0,189 ; de magnésie, 0,425 ; de strontiane, 0,003 ; de chaux, 6,604 ; de protoxyde de fer, 0,026 ; de manganèse, traces ; sulfate de soude, 0,250 ; phosphate de soude, traces ; arséniate de soude, 0,003 ; borate de soude, traces ; chlorure de sodium, 0,355 ; acide silicique, 0,032 ; matières organiques et bitumineuses, traces.

SOURCE LÉON[1]

De Vichy-St-Yorre

CHEZ SOI

De préférence à tout autre

Caractère physiques, chimiques, physiologiques et curatifs

Analyse chimique de la Source Léon IV :

Acide carbonique libre	2.248
Bicarbonate de soude	6.258
— de potasse..	0.161
— de magnésie	0.084
— de chaux........	0.607
— de protoxyde de fer	0.012
Chlorure de sodium.............. .	0.378
— de lithium	0.022
Sulfate de soude....................	0.376
Arséniate de soude.	0.0032
Silice.................................	0.032
Total........	10.1812
Température.	13°

La Source Léon de St-Yorre a été forée par les soins et sous la direction du Dr Collongues. Elle regarde la rivière de l'Allier dont elle n'est séparée que par une toute petite distance. De là on voit à l'horizon s'élever en amphithéâtre,

---

(1) La meilleure de toutes pour l'exportation quelle que soit la maladie. C'est celle qui irrite le moins et qu'on supporte le mieux.

d'une part, au sud-ouest, toutes les plus hautes montagnes d'Auvergne, le Puy-de-Dôme, le Mont-Dore; d'autre part, au sud-est, tout le massif imposant de la chaîne du Forez. Ces montagnes, dont la plus élevée a 1,800 mètres, ont ordinairement leurs sommets enveloppés d'une épaisse brume, comme si elles i nt perdues dans un nuage de vapeurs; et a d ces vapeurs sont dissipées, on n'ape o qu'une atmosphère limpide qu'éclaire un soleil étincelant, donnant à tout ce magnifique pay g un aspect riant, varié, agréable, féerique. C'e dans ce site enchanteur que la Source Léo fait entendre jour et nuit sa prière d'harmo e joyeuse, et entonne sans cesse un hymne d'a ur et d'actions de grâce en l'honneur du Créateur qui voulut bien laisser sortir de ce lieu béni un torrent de vie et de santé pour donner à l'homme épuisé avant l'âge une force digestive nouvelle et une activité d'assimilation toute-puissante, qualités nécessaires, indispensables au maintien de la vie du sang, des nerfs et de la chaleur vitale. La boisson des eaux de la Source Léon est toujours bienfaisante et ne peut jamais nuire.

A peine est-on entré dans le bâtiment qui la renferme que l'oreille est frappée d'une cadence rhythmique très puissante. C'est le cri de sortie d'un flot minéral à 13°, sorte d'ébullition intermittente faisant irruption, comme par éclats, des entrailles de la terre, poussé par la force centrifuge du gaz acide carbonique. Son jet est lancé du niveau du sol à un mètre de hauteur; sa grosseur en est imposante et sa voix grave, inégale, majestueuse, se renforçant toutes les deux ou trois secondes, produit l'effet du hennissement d'un coursier qui atteint son but après un long trajet.

De violentes éruptions volcaniques doivent avoir eu lieu en cet endroit dans les temps préhistoriques. Ces secousses terrestres interrompirent les couches granitiques et calcaires et les entr'ouvrirent Soumises à de telles forces la pierre se fendilla, se crevassa et c'est dans ces crevasses, dont le nombre est considérable à Vichy et dans tout son bassin, que l'eau gazeuse s'éleva et que nous devons la Source Léon. Ses éléments minéraux sont traversés et lavés par l'eau du ciel arrêtée au-dessous des réservoirs souterrains par des couches impénétrables et portée à l'extérieur par la chaleur terrestre, comme aussi par l'acide carbonique mis en liberté.

On ne touche à la source que très rarement, car on craindrait de diminuer ou de tarir son cours.

La source est conduite dans une vasque qui s'offre à tous les yeux. En 1887, son eau fut analysée dans le laboratoire de M. Parmentier. Celui-ci a déterminé fort exactement l'acide carbonique et les autres éléments qu'elle contient. Son usage thérapeutique n'a fait que croître et progresser sous la protection de l'expérience et de la connaissance de ses bons effets. Rien n'est plus volumineux que le nombre d'attestations orales ou écrites qui sont publiées sur son action utile et bienfaisante. Elle dépose, sans doute, au contact de l'air atmosphérique, par suite du dépôt de matières acides et de la transformation de certains sels par le refroidissement, des produits qui collent dans la vasque et sur ses bords, et dans le tuyau d'ascension. Ces dépôts sont enlevés par le curage de la vasque sous la forme d'une poudre jaunâtre, rougeâtre et verdâtre mêlée à une matière glaireuse. On y a reconnu la présence de petits champignons.

Le volume de l'eau est le même en tout temps. Elle ne diminue pas à la suite d'une longue sécheresse ou d'un froid rigoureux. La force d'expansion de l'acide carbonique libre est au maxima par un temps clair et chaud, et au minima par froid vif, preuve des changements de pression atmosphérique. La température de la source est, bon an mal an, voisine de 13° centigrades, et la source en toute saison se trouve riche en acide carbonique libre. Aussitôt que l'eau est dans le verre, le gaz acide carbonique s'échappe.

L'analyse des Sources Léon a été contrôlée par l'Ecole des Mines et par l'Académie de Médecine.

Analyse raisonnée de la Source Léon

D'après la composition chimique de cette Source et de ses propriétés.

Bicarbonate de soude. — Voilà une substance bien reconnue par l'expérience comme propre à soulager, guérir et améliorer les affections abdominales.

Le bicarbonate, qui jouit d'une grande affinité pour les acides, détermine le départ d'une partie des gaz désacidifiés de l'estomac, de la bile et de l'intestin. Il facilite la digestion et l'assimilation, émulsionne la bile, le suc pancréatique, nettoie les conduits hépatiques, cystiques et cholédoques, ainsi que la vésicule biliaire, et rend tous ces organes propres à une bonne absorption et par suite à une bonne nutrition.

Cet élément est la cause principale de l'effet favorable que la Source Léon exerce sur les maladies traitées à Vichy.

Acide silicique et borate de soude. — Ce dernier sel est alcalin par la soude et rentre dans les effets produits par le bicarbonate de soude, tandis que par l'acide silicique, il est un antirhumatismal, un antigoutteux, et un antidiabétique. Leurs actions combinées se rapprochent des alcalins, mais ils sont bien plus énergiques que le bicarbonate de soude à doses égales sur le système nerveux et le sang.

Acide carbonique. — C'est le stimulant nécessaire à une bonne digestion salivaire, stomacale et duodénale. Si ce stimulant vient à diminuer dans le tube digestif, sa présence dans les Eaux ranime les fonctions trop indolentes de l'appareil gastrique. La Source Léon possède donc la propriété de former des combinaisons avec les aliments contenus dans l'estomac et le duodénum et de leur ajouter les qualités qui leur manquent.

Chlorure de sodium, protoxyde de fer, manganèse et arsenic. — Ils possèdent la propriété tonique et reconstituante ; ils empêchent et combattent l'impaludisme, les fièvres intermittentes, les atonies, les anémies, les névralgies. Ils coupent les fièvres de toute nature et sont un tonique supérieur à tous ceux qui sont connus.

Bicarbonate de potasse. — Par petites doses, la potasse agit comme diurétiques ou faisant uriner et comme régulateur de la circulation du foie. Par ses effets sur les reins, l'urine devient plus claire, plus abondante, plus saine et plus aqueuse. La bile en excès dans le sang, comme cela se trouve dans toutes les jaunisses, prend la direction de l'urine et ne reste pas dans le sang.

Sulfate de soude et phosphate de soude. — Ces diverses substances bien combinées à doses faibles sont cause de l'effet laxatif ou purgatif observé quelquefois selon le nombre des verres administrés à la fois. La dose de quatre à six verres, prise le matin à jeun, produit l'effet quelquefois d'une ou plusieurs gardes-robes ; mais cette pratique est dangereuse, et nous la proscrivons, parce que, si l'effet laxatif est manqué, cela étouffe, oppresse et peut occasionner les plus graves accidents.

Les phosphates agissent sur la croissance en modérant la nutrition osseuse et sa répartition.

L'administration d'un laxatif alcalin, combinée avec le traitement thermal, devient une nécessité suivant la méthode des doses fractionnées.

Arséniate de soude. — Ce dépuratif est le complément des Eaux de la Source Léon, car cette substance assure à cette Eau minérale l'effet antidartreux ou antiherpétique, alors même que l'âcreté du sang serait cachée, latente et complètement invisible, et entièrement perdue de vue dans la famille.

Cette solution est introduite dans le sang dans un état de division extrême, agissant à petite dose relativement mieux qu'à dose élevée.

Ce qui rend l'arsenic si précieux dans la composition des Eaux de la Source Léon, c'est que beaucoup de maladies du foie et de la bile sont liées avec les maladies de la peau, comme l'eczéma, l'herpès, le lichen, le prurigo, le psoriasis, les anthrax diabétiques. Cette pénible classe des maladies du sang a souvent son siège réel dans le foie, ou la bile, la muqueuse gastrique ou intestinale. On conçoit alors les vertus curatives de ces eaux antibilieuses et antidartreuses, lorsqu'elles rencontrent dans le sang de pareilles dispositions chez les malades qui en font usage.

En résumé, tous les principes que nous venons d'étudier et qui font la base de la Source Léon-Vichy-Saint-Yorre ont une action privilégiée sur la nutrition et nous pouvons en recommander la pratique à tous les malades qui souffrent du foie, de la bile et de l'estomac, des voies urinaires, des voies utérines, du diabète, de la gravelle, de la goutte et de l'albuminurie.

TRAITEMENT INTERNE DES MALADIES
DE L'ESTOMAC

Pour les personnes faibles.

Quantités à boire (15 minutes d'intervalle entre chaque dose). — Faites chauffer l'eau de la Source Léon au bain-marie.

FIGURE DU VERRE GRADUÉ

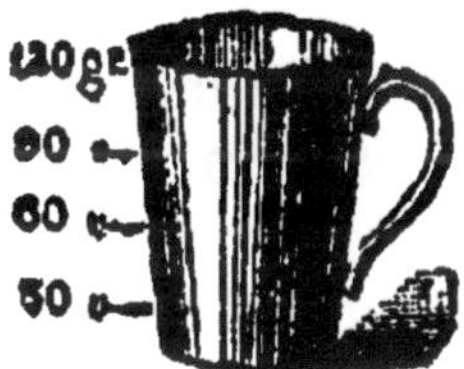

	De 7 h. à 9 h.	De 2 h. à 4 h.
Du 1er au 3me jour :	2 fois 30 gr. ;	2 fois 30 gr.
Du 4me au 6me jour :	3 fois 30 gr. ;	3 fois 30 gr.
Du 7me au 9me jour :	4 fois 30 gr. ;	4 fois 30 gr.
Du 10me au 12me jour :	5 fois 30 gr. ;	5 fois 30 gr.
Du 13me au 15me jour :	4 fois 30 gr. ;	4 fois 30 gr.
Du 16me au 18me jour :	3 fois 30 gr. ;	3 fois 30 gr.
Du 19me au 21me jour :	2 fois 30 gr. ;	2 fois 30 gr.

Total des quantités : 4,140 gr.

Il faut prendre tous les soirs avant dîner une ou deux Pilules Collongues alternant n° 1 et n° 2.

Après le traitement sus indiqué, on peut couper le vin aux repas d'Eaux de la Source Léon froide. On se repose de temps en temps.

Direction du traitement externe

Lavage de l'estomac : souvent.

Bains alcalins ou piscine : deux par semaine.

Douches froides, mitigées ou chaudes : tous les jours.

Bains vaporifères ou thermo-résineux : deux par semaine.

Bains sulfureux, salés ou au tannin : quelquefois.

Bains électriques ou électrisations : quelquefois.

Bains calmants ou de gaz acide carbonique : quelquefois.

Douches ascendantes ou lavements tous les deux jours, avec l'eau de la Source Léon-Vichy-Saint-Yorre.

Gymnastique et massage : quelquefois.

Pulvérisations, inhalations, oxygène, gargarismes : quelquefois.

RÉGIME DES MALADIES DE L'ESTOMAC

Pour les personnes faibles.

Le régime consiste en bouillon gras, jus de viande, avec ou sans pâtes, jaunes d'œufs, liébig, revalescière, beaucoup de viandes rôties ou grillées de toutes sortes; viande de boucherie : bœuf, mouton, veau, agneau ; poulets, dindes, purées, gelées, vin de Bordeaux, légumes verts bien cuits au jus de viande. Les repas sont confortables ; il faut une bonne et succulente alimentation, éviter les mets indigestes, le poivre, le fumer, les alcools. Il faut couper le vin ordinaire, le thé et le café.

Le régime, pendant l'emploi de nos Pilules administrées seules ou combinées avec l'eau de Vichy, est naturellement différent suivant les individus. Je nommerai seulement les mets et les boissons dont il ne faut pas user, si ce n'est dans des cas particuliers. Il faut éviter tous les mets qui fatiguent les organes de la digestion, qui gonflent, trop fortement assaisonnés, acides ou formés d'acides gras, fermentés ou donnant facilement naissance à la fermentation, par exemple les mets fortements salés ou faisandés, ou très gras, comme la viande de porc, d'oie ou de canard, les poissons fumés, l'anguille de mer, le saumon, la langouste et le homard, les pieds de veau, le vol-au-vent, le fromage de haut goût, les vins acides, les glaces, les fruits verts. Le papier tournesol sert à éprouver l'acidité des vins. La bière dans un usage modéré est permise à ceux qui souffrent de faiblesse, d'irritation, de digestions difficiles, aux scrofuleux, aux chlorotiques, à ceux qui sont atteints d'atonie et de torpidité de l'estomac ou qui relèvent de maladies graves. Les spiritueux sont à éviter et en particulier sont nuisibles dans les dyspepsies, les gastralgies, les gastrites et les catarrhes de l'estomac. Il faut diminuer la bière, le vin et manger moins de bœuf rôti. En outre, dans le catarrhe stomacal, on doit mettre de côté les asperges, le cresson, les tomates, l'oseille et la groseille ; il faut se défier du sucre, des pommes de terre et des farineux, ainsi que des boissons mousseuses, de la salade, du beurre en trop grande quantité. Dans les spasmes, les hémorroïdes et les catarrhes des voies digestives, on fera attention de mettre de côté les boissons froides, le thé et le café trop forts, et la bière trop fermentée. Le diabète exclut le sucre et les farineux de toute sorte.

L'Hygiène. — Consiste en promenade en plein air deux fois par jour, sans fatigue, à pied ou en voiture, dans une disposition d'esprit agréable, vivant l'hiver dans les pays chauds, gais et beaux, et l'été dans les contrées agréables, fraîches et vertes. Il faut éviter les veilles, les émotions, mener une vie calme et tranquille, s'habiller chaudement, et s'habituer tous les matins à la pratique de l'hydrothérapie. Eviter le froid aux pieds, au cou et au dos, éviter le trop de chaleur à la tête.

TRAITEMENT INTERNE DES MALADIES

DE L'ESTOMAC

Pour les personnes fortes.

—

Quantités à boire (15 minutes d'intervalle entre chaque dose). — Faites chauffer l'Eau au bain-marie.

	De 7 h. à 9 h.	De 2 h. à 4 h.
Du 1er au 3me jour :	3 fois 30 gr. ;	3 fois 30 gr.
Du 4me au 6me jour :	3 fois 60 gr. ;	3 fois 60 gr.
Du 7me au 9me jour :	3 fois 90 gr. ;	3 fois 90 gr.
Du 10me au 12me jour :	3 fois 120 gr. ;	3 fois 120 gr.
Du 13me au 15me jour :	3 fois 90 gr. ;	3 fois 90 gr.
Du 16me au 18me jour :	3 fois 60 gr. ;	3 fois 60 gr.
Du 19me au 21me jour :	3 fois 30 gr. ;	3 fois 30 gr.

Total de la quantité : 8,640 grammes.

Il faut prendre tous les soirs, avant dîner, une ou deux Pilules Collongues. Alterner n° 1 et n° 2.

Après le traitement, sus indiqué, on peut couper le vin, aux repas, d'Eau Léon froide. On se repose de temps en temps.

Direction du traitement externe

Lavage de l'Estomac : souvent.

Bains alcalins ou piscine : tous les jours ou tous les deux jours.

Douches froides, mitigées ou chaudes : trois par semaine.

Bains vaporifères ou thermo-résineux : un par semaine.

Bains sulfureux, salés ou au tannin : quelquefois.

Bains électriques ou électrisation : quelquefois.

Bains calmants ou de gaz acide carbonique : quelquefois.

Douches ascendantes ou lavements : tous les deux jours, avec l'eau de la Source Léon-Vichy-Saint-Yorre.

Gymnastique et massage : quelquefois.

Pulvérisations, inhalations, oxygène, gargarismes : quelquefois.

RÉGIME DES MALADIES DE L'ESTOMAC

Pour les personnes fortes

Le régime consiste à faire quatre repas au lait, aux œufs, aux viandes blanches, aux légumes verts bien cuits, aux purées, aux poissons légers, aux compotes, aux fruits bien mûrs.

Ce qu'il faut éviter : l'oseille, la groseille, les acides, la charcuterie, les sauces épicées, le gibier sauvage, les poissons à écailles, ni moules ni homard, les féculents trop secs, pois et haricots secs, la pâtisserie, le poivre, les hachis, la graisse, le beurre, les crudités, les hors-d'œuvre, le vin pur, l'alcool et les liqueurs.

Ce qu'il faut choisir : Bouillons gras et maigres de toutes sortes. Viandes : moitié viande blanche, moitié viande noire, bœuf et veau, mouton et poulet, caneton et agneau. Poissons : de préférence les poissons de rivière. Légumes : tous les légumes verts bien cuits. Œufs et laitage. Dessert : choisir les fruits bien mûrs, rejeter les fruits acides.

Boissons : Bordeaux, de préférence vin vieux, eau de table naturelle.

Ajouter 3 pruneaux laxatifs au dessert. Préparation : on prend 15 grammes de follicules de casse ou de séné, on fait une infusion de trois quarts de verre d'eau bouillante, on laisse l'infusion trois quarts d'heure, on jette les feuilles, on ajoute 16 pruneaux, un verre de vin, un peu de canelle, de sucre et de citron. On fait bouillir jusqu'à de bons pruneaux de dessert.

Emploi des Eaux de Vichy pendant la cure thermale à Vichy même. Heures de boisson et heures de repas.

Les personnes de tout âge et de tout sexe peuvent employer l'Eau de Vichy pour les maladies d'estomac.

Les hommes forts et vigoureux supportent de plus grandes proportions d'eau minérale. Les personnes âgées boivent moins; les personnes faibles, ainsi que les enfants, ont l'habitude de boire très peu. Nous avons établi et indiqué par diverses publications la méthode des doses fractionnées, et nous la suivons avec tellement de succès que nous ne nous en écarterons jamais. On boit le matin à jeun, de sept heures à neuf heures, et l'après-midi, quatre heures après le déjeuner, de deux heures à quatre heures. On s'habitue vite à la boisson des Eaux de Vichy, dont le goût est agréable pour beaucoup de personnes.

On boit à la source même, en faisant un exercice en plein air, dans une disposition d'esprit agréable, mais en évitant toute excitation de corps et d'âme, tout échauffement, toute fatigue physique et tout ébranlement moral. C'est après le repos de la nuit, aussi complet que possible, qu'on se rend à la source pour boire.

Si l'on ne peut marcher, on se fait porter dans un fauteuil roulant : nous recommandons ce mode de transport à toutes les personnes faibles. C'est une voiture de bon ton à Vichy. On peut aussi, si l'estomac en a besoin impérieusement, en se réveillant, prendre une tasse de potage, ou de lait, ou de café au lait, ou de chocolat, ou de thé, et aller à la source une heure après. C'est une heure après avoir bu à la Grande-Grille ou à toute autre source de Vichy que l'on se rend au déjeuner de dix heures, lequel consistera en rôtis, côtelettes, biftecks, un plat de légumes verts bien cuits, un œuf et du vin coupé. Les personnes débiles prendront, vers deux heures et demie, un bouillon ou un lait de poule, et l'on se rend de nouveau à la source de deux heures à quatre heures. Le dîner peut être copieux, et même le soir, avant de se coucher, on peut prendre une tasse de thé avec ou sans lait. Généralement on ne prend rien entre le déjeuner de dix heures et le dîner de cinq heures. Alors on boit à la source l'après-midi quand la digestion est bien faite, à des heures différentes, selon les digestions plus ou moins difficiles. Dans le cas d'une température très élevée, le lait caillé est fort bon, tandis que, dans les soirées fraîches, il faut des fortifiants.

Les personnes qui ont la dyspepsie et une extrême lenteur dans la digestion feront bien de boire avant sept heures du matin dans l'été, d'avancer le déjeuner de dix heures, de boire à la source six heures après le premier déjeuner, un quart de verre d'eau de la Grande Grille ou de l'Hôpital comme supplément à la ration prescrite ; sinon l'on se sent indolent de corps et d'esprit, et, grâce à cette addition d'eau minérale, on se donne un bon après-midi.

Le commencement de la cure se fait par un petit nombre de grammes. La première semaine est dite préparatoire, la deuxième semaine est la semaine de traitement, et la troisième semaine doit être tantôt la période de lavage et tantôt la période de décroissance ; cela dépend des tempéraments, des maladies et des individus. Dans le cas de catarrhe violent, de spasme avec coliques hépatiques, d'évacuations de selles fréquentes et douloureuses, il est convenable d'agir par intermittences. Dans les cas de constipation, nos Pilules répondent à toutes les indications et suppriment les eaux de Birmenstorf, Pulna, Hunyadi-Janos et Friederikshall. Dans les cas de calculs hépatiques et d'une bile trop riche en acides, il faudra des doses plus élevées ; mais il sera souvent nécessaire de prendre un ou deux jours de repos de tout traitement, surtout si l'effet des eaux s'est montré au début étonnamment bon pour être ensuite trop fort. On doit aussi, lorsqu'on est rentré chez soi, boire de l'eau de Vichy en bouteilles, non pas froide comme on la tire de la cave, mais à une température d'au moins 30° centigrades. Dans les cas d'une grande sensibilité de l'estomac et d'oppression compliquées de crampes d'estomac, il faut mêler l'eau de Vichy avec un peu d'eau chaude.

TRAITEMENT CHEZ SOI

Tous les soirs, pendant vingt et un jours, immédiatement avant le repas du soir, on prend une (quelquefois deux) de nos pilules laxatives. Un jour n° 1, un jour n° 2, alternativement.

En cas de diarrhée, suspendre un jour.

CHOIX DE LA SOURCE LÉON SAINT-YORRE CHEZ SOI

1re Semaine : du 1er au 7me jour

3 fois 30 grammes (petit verre à liqueur) de 7 à 9 heures du matin, à cinq minutes d'intervalle.

3 fois 30 grammes (verre à liqueur) de 2 à 4 heures de l'après-midi, à cinq minutes d'intervalle.

2me Semaine : du 8me au 14me jour

3 fois 60 grammes (verre à Bordeaux) de 7 à 9 heures du matin, à dix minutes d'intervalle.

3 fois 60 grammes (verre à Bordeaux) de 2 à 4 heures de l'après-midi, à dix minutes d'intervalle.

3me Semaine : du 15me au 21me jour

3 fois 90 grammes (3 1/2 verres ordinaires) de 7 à 9 heures du matin, à quinze minutes d'intervalle.

3 fois 90 grammes (3 1/2 verres ordinaires) de 2 à 4 heures de l'après-midi, à quinze minutes d'intervalle.

Les dix premiers jours, bains demi-minéraux, tous les jours, à 34°, et courts. Quelquefois tous les deux jours seulement.

Les dix derniers jours, bains suivis de douches froides ou mitigées.

Je prescris souvent douches tous les jours pendant vingt jours et bains tous les deux jours.

Le régime est indiqué page 54 et page 58.

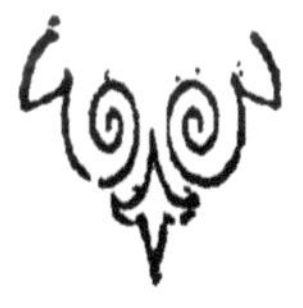

CUSSET. — IMPRIMERIE ARLOING ET BOUCHET.

TABLE DES MATIÈRES

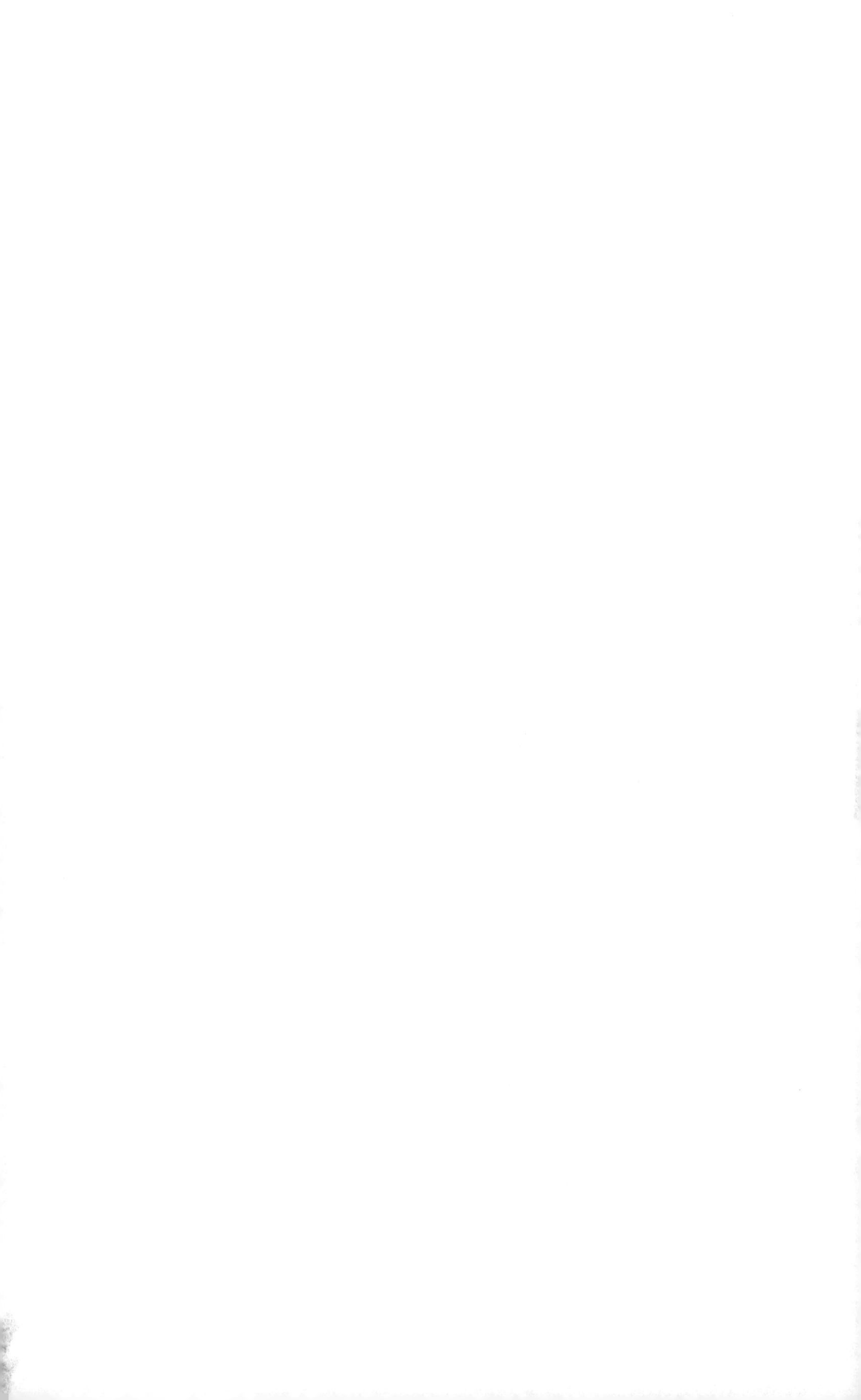